救急現場活動シリーズ ③

コミュニケーションと問診

著者 安田 康晴
広島国際大学保健医療学部教授

へるす出版

序　文

　近年、医療界では、患者やその家族などとの会話を介して情報を得る、「医療面接」の教育が教育課程中や臨床現場で盛んに行われています。

　病院内での医療面接は、救急初療室などを除いて、患者や家族に接する時間が多く、さまざまな情報を得て、その後の検査や治療の診療計画が立てられます。しかし、救急現場活動は、病院内と活動環境が大きく異なるため、病院内で行われている医療面接の技術がそのまま当てはまらないこともあり、救急現場活動が円滑に行われず、時として苦情や現場でのトラブルにつながります。

　しかし、活動環境が異なるとはいえ救急現場活動では、傷病者の情報を短い時間で得て適切な医療機関へ搬送することが必要とされます。傷病者の情報を的確に得るためには、短時間で救急隊員と傷病者や関係者との間で信頼関係を築かなければなりません。

　救急現場でのコミュニケーションの目的は、傷病者や家族などの関係者から観察や処置に必要な情報を聴きだすことや傷病者や家族などの関係者に行っている観察・処置などの活動を説明し理解を得て、円滑な救急現場活動を行うことです。

　本書は、人間が社会生活を営むために必要なコミュニケーションについて医療現場で行われている医療面接を参考とし、さらに筆者自身の救急現場活動の経験を加えて作成しました。

　本書に書かれた内容はあくまでも基本事項であり、すべての救急現場活動に当てはまるものではありません。時には毅然とした態度で粛々と救急現場活動を行うことが必要な事案もあります。しかし、基本的な対応技術を習得し実践することが、傷病者や関係者と良好な関係を構築し、円滑な救急現場活動につながると考えます。

　本書が少しでもその役に立つならば、望外の幸せです。

　最後に本書作成のために協力いただいた多くの皆様に心よりお礼を申し上げます。

平成27年1月
広島国際大学保健医療学部
医療技術学科救急救命学専攻
教授　安田　康晴

目次

Ⅰ 救急現場活動でのコミュニケーションの目的 — 1

Ⅱ 接遇とコミュニケーション — 2
- **A 接遇とは** 2
- **B コミュニケーションとは** 2

Ⅲ コミュニケーション技法 — 3
- **A コミュニケーションの種類** 3
  1. 言語的コミュニケーション 3
  2. 準言語的コミュニケーション 4
  3. 非言語的コミュニケーション 5
     - （1）身だしなみ 5
     - （2）目線と目配り 6
     - （3）対人距離 6
     - （4）位置関係とアイコンタクト 8
- **B 問診の仕方** 9
  1. 問診とは 9
  2. 救急現場活動で聴取する情報 9
     - （1）救急現場活動で聴取する情報の覚え方 9
  3. 主訴 10
  4. 現病歴 10
     - （1）発症日時と発症様式 10
     - （2）どのような症状か 10
     - （3）どのような部位か 11
     - （4）どのような経過で起こったか 11
     - （5）症状を増悪させる状況（増悪因子）、軽快させる状況（寛解因子）はなにか 11
     - （6）主訴の随伴症状はなにか 12
     - （7）その症状について医療機関に受診したことがあるか 12
     - （8）服用している薬があるか 12
  5. 既往歴 12
     - （1）アレルギーの有無 12
     - （2）罹患したことのある疾患 12

6. 社会歴　*13*
　　　　（1）職業　*13*
　　　　（2）家族状況　*13*
　　　　（3）嗜好品　*13*
　　　7. 問診を行うときの注意点　*13*
　C　**質問の方法**　*14*
　　　1. 自由的質問　*14*
　　　2. 重点的質問　*14*
　　　3. 直接的質問　*14*
　　　4. 多項目質問　*14*
　　　5. 中立的質問　*15*

Ⅳ　救急現場活動のコミュニケーション ──── *16*

　A　**通信指令員のコミュニケーション**　*16*
　　　1. 救急情報の聴取　*16*
　　　　（1）救急活動に必要な情報　*16*
　　　2. 口頭指導　*18*
　　　3. 病院連絡　*20*
　B　**傷病者とのコミュニケーション**　*21*
　　　1. 傷病者に対する基本的コミュニケーション　*21*
　　　　（1）名前で呼ぶ　*21*
　　　　（2）わかりやすい言葉をつかう　*21*
　　　　（3）相ふさわしい敬語で話す　*21*
　　　　（4）傾聴する　*22*
　　　　（5）共感する　*22*
　　　　（6）行う観察や処置の内容を説明する　*22*
　　　2. 小児傷病者とのコミュニケーション　*23*
　　　　（1）小児の特徴　*23*
　　　　（2）コミュニケーションの留意点　*23*
　　　3. 高齢傷病者とのコミュニケーション　*28*
　　　　（1）高齢者の特徴　*29*
　　　　（2）コミュニケーションの留意点　*30*

  4. 意識障害傷病者とのコミュニケーション　*31*
  5. 聴覚障害傷病者者とのコミュニケーション　*33*
  6. 外国人傷病者とのコミュニケーション　*34*
- **C　関係者とのコミュニケーション**　*37*
- **D　隊員間のコミュニケーション**　*39*
- **E　搬送中のコミュニケーション**　*40*
- **F　医師とのコミュニケーション**　*42*
  1. 第1報　*42*
   （1）Mechanism（原因/受傷機転）　*42*
   （2）Injury（受傷部位）　*42*
   （3）Sign（ショック状態、ロードアンドゴーの理由）　*43*
   （4）Treatment（行った処置）　*43*
  2. 第2報　*43*
  3. 病院到着後の医師への申し送り　*43*

V　ケーススタディ：救急現場コミュニケーションの実践 ―― *46*

I　救急現場活動でのコミュニケーションの目的

　近年、医療界では、患者やその家族などとの会話を介して情報を得る「医療面接」が教育課程中や臨床現場で盛んに行われている。

　救急初療室などを除く病院内での医療面接は、救急現場活動に比べ患者や家族に接する時間が長く、さまざまな情報を得てその後の検査や治療の診療計画が立てられる。しかし、救急現場活動は、病院内と活動環境が大きく異なるため、病院内で行われている医療面接の技術がそのまま当てはまらないことが多い。

　そのような救急現場活動では活動環境が異なるとはいえ、傷病者の情報を短い時間で得て適切な医療機関へ搬送することが必要であり、傷病者の情報を的確に得るためには、短時間で救急隊員と傷病者や関係者との間で信頼関係を築かなければならない。

　救急現場でのコミュニケーションの目的は、傷病者や家族などの関係者から観察や処置に必要な情報を聴きだすこと、傷病者や家族などの関係者に行っている観察・処置などの活動を説明し理解を得て、円滑な救急現場活動を行うことにある。

> **Point！** 　救急現場活動でのコミュニケーションの目的
> ※救急隊員と傷病者・関係者との信頼関係を築くこと。
> ※傷病者や関係者から観察・処置に必要な情報を聴きだすこと。
> ※傷病者や関係者に行っている観察・処置などの活動を説明し理解を得ること。

Ⅱ 接遇とコミュニケーション

　従来、救急現場活動で傷病者や関係者に接するときには「接遇」という概念で活動が行われていた。接遇とは以下に示すように、公務員として、一社会人としての身に付けておかなければならないスキルのことで、その応対の具体的なスキルがコミュニケーションである。両者は同義語で取り扱われることが多いが、救急現場活動では救急要請された傷病者やその関係者だけでなく、搬送先の医療機関や救急隊員間に対しても行う具体的なスキルをコミュニケーションとして取り扱う。

A　接遇とは

　傷病者や関係者への救急隊員の対応を接遇と呼ぶことがある。接遇とはもてなすことや応接することで、一般的には接客業務時の接客スキルのことをいうが、警察官や消防官が一般市民に応対することも接遇としている。このことは、対面する一般市民に対する言葉づかいや服装はもちろんのこと、訪問者への行先を掲示する配置図、待合時の椅子、照明などの設備も含まれる。

B　コミュニケーションとは

　人間が社会生活を営むために、互いに意思や感情、思考を伝達し合うことをいう。言語・文字・身振りなどを媒介として行われる連絡、通信などの情報伝達で、情報の伝達の意味だけではなく、意思の疎通、心の通い合いという意味でも使われる。

Ⅲ　コミュニケーション技法

　コミュニケーションは「言語的コミュニケーション」、「準言語的コミュニケーション」、「非言語的コミュニケーション」に分けられ、それぞれがうまく組み合わされることによって、傷病者や関係者などと良好なコミュニケーションをとることができる。言葉や文字による言語的コミュニケーション以外の目配りや表情、しぐさ、声の調子やトーンなどの準言語的コミュニケーションと非言語的コミュニケーションは、会話のメッセージ量の90％以上を占めている。

　救急現場活動では、その活動のほとんどが初対面の傷病者であり、その場のコミュニケーションによって人間関係が決定されるといってもよい。

　粛々と救急現場活動を行うことも必要であるが、それぞれコミュニケーションのもつ意味を理解し実践することによって、傷病者や関係者などの間で信頼関係が構築され、円滑な救急現場活動が行える。

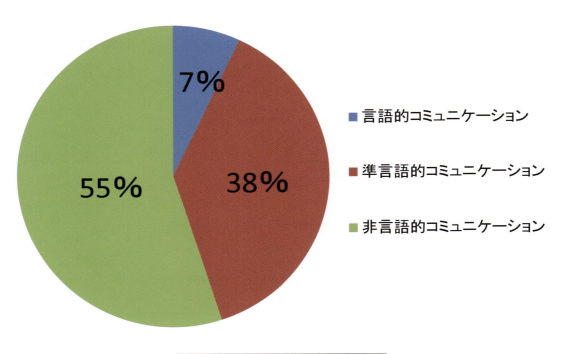

コミュニケーションの種類と比率
（出典：メラビアンの法則）

A　コミュニケーションの種類

1．言語的コミュニケーション

　言語的コミュニケーションとは言葉や文字を使ったコミュニケーションのすべてをいい、手話や筆記を用いたコミュニケーションなど音声を伴っていないものも含まれる。

２．準言語的コミュニケーション

言葉を発する際の強弱や長短、抑揚、速さなどの変化、会話の間、声のトーンなどをいう。

同じ挨拶の言葉を発しても、言い方が変わると、それぞれに違うメッセージが伝わる。たとえば、単調に「だいじょうぶですか」と言うと、機械的・事務的に聞こえ、語尾を強めると威勢はよくなるが、乱暴になり、まるで怒っているように聞こえる。優しさ、親しみ、愛情、感謝、喜びなどの感情は、語尾の音を伸ばしたり上げたりすることにより、効果的に表現することができるが、切迫した救急現場活動ではある程度の節度ある対応が必要とされる。

救急現場活動では、傷病者の年齢（小児、高齢者）や性別、職種、傷病程度などによって適切に使い分ける必要がある。

声の変化と聞き取られ方の例

だいじょうぶですか ・・・・・・・・ （単調に） 機械的・事務的	だいじょうぶですか ・・・・・・・● （語尾を強める） 威勢がよい・乱暴的	だいじょうぶですか ・・・・・・・〜 （語尾を伸ばす） 優しさ・親しみ

会話の速さも聞き取られ方が異なってくる。たとえば「救急隊です。どうしましたか？」を２秒間で言う場合と４秒かけて言う場合では、聞き取られ方が異なる。

２秒間で言うと性急でより切迫感が増すように感じ、また高齢者にとっては聞き取りにくい。４秒かけて言うと言葉の一つひとつがていねいになり、落ち着きのある態度が伝わる。

会話の速さと聞き取られ方の例

救急隊です。どうしましたか？
（２秒で話す）

救　急　隊　で　す　。　ど　う　し　ま　し　た　か　？
（４秒かけて話す）

3．非言語的コミュニケーション

　顔の表情、顔色、目線、身振り、手振り、身体の姿勢、相手との物理的な距離（対人距離・対人空間）などをいい、コミュニケーションのなかでもっとも比率が高い重要なコミュニケーションの技法である。

（1）身だしなみ

　救急隊員自身の身だしなみも非言語的コミュニケーションといってよい。救急現場で接する傷病者は通常の生活ではほとんど接点のない人が多くを占め、こうした活動では第一印象が重要となってくる。第一印象にはいろいろな要素があるがそのなかで大きな要素が「身だしなみ」である。

Point！　救急隊員の身だしなみチェック

※救急服（白衣）は清潔である。
※救急帽、ヘルメットはきちんと被っている。
※救急服（白衣）のボタンをとめ、名札をつけている。
※頭髪は清潔感がある。
※ヒゲは手入れされている（不快感がない）。
※不快な口臭・体臭がない。
※爪はきちんと切ってある。

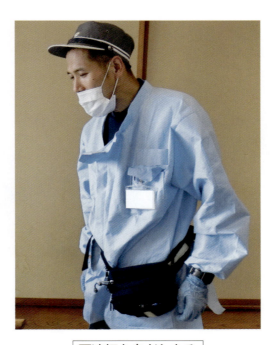

不適切な身だしなみ

（2）目線と目配り

　傷病者を上から見下ろすと威圧的に感じるはずである。傷病者との目線はなるべく同じにすることが重要である。また、家族や関係者に時折り目線を配ることも重要である。症状や観察、処置の説明など、傷病者と同様、家族や関係者も気になっているので、説明の途中に時折り目線を配り、家族や関係者にも安心感と救急隊員への信頼感を与える必要がある。

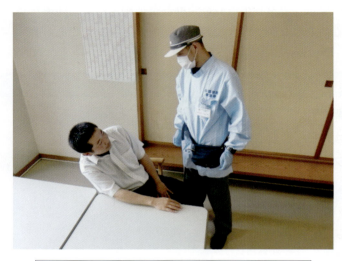

上から見下ろした場合は威圧感を感じやすい

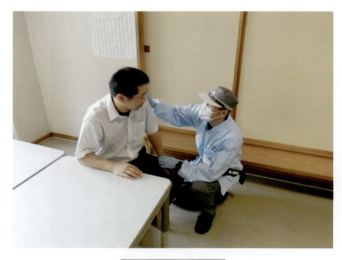

目線を合わせる

（3）対人距離

　傷病者と適切な距離感を保つ、近づき過ぎると威圧感が感じられ、離れすぎると聴取やコミュニケーションがとりづらいはずである。傷病者に安心感が保てる適当な距離をとることが必要である。

〔対人距離とその距離に関する意識〕
①密接距離
　15～45cm。愛撫、格闘、慰め、保護の意識をもつ距離。
②個人的距離
　45cm～1.2m。相手の気持ちを察しながら、個人的関心や関係を話し合うことができる距離。
③社会的距離
　1.2～3.6m。秘書や応接係が客と応対する距離、あるいは、人前でも自分の仕事に集中できる距離。
④公衆距離
　3.6m以上。公演会の場合など、公衆との間にとる距離。

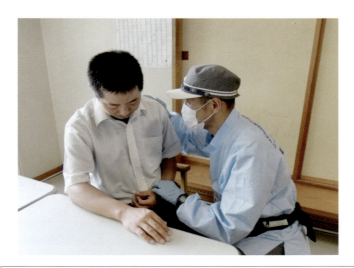

近すぎると威圧感を与えコミュニケーションがとりづらい

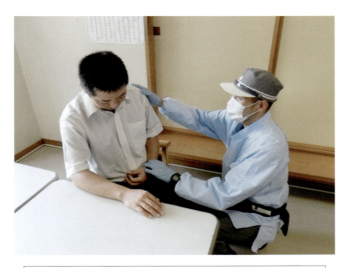

コミュニケーションをとりやすい対人距離をとる

(4) 位置関係とアイコンタクト

　傷病者とコミュニケーションをとるうえで位置関係とアイコンタクトは重要な要素である。たとえば背後に会話や目を合わせることなく立たれるといやな感じと恐怖を感じ、近い距離で正面から目線が合うとアイコンタクトは十分にとれるが緊張した雰囲気を感じるはずである。傷病者と救急隊員の位置関係が90度に近いと安心感を与えアイコンタクトがとりやすい。

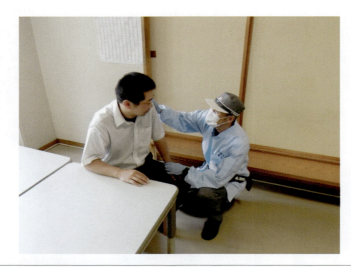

真正面より約90度の位置関係のほうが安心感を与えやすい

Point!

※非言語的コミュニケーションは90％を占めている。
※目線は傷病者と同じ高さにする。
※適度な対人距離をとる。
※聴取しやすい位置関係をとる。

B 問診の仕方

1．問診とは

　問診とは医師が診断の手がかりを得るために、患者本人や家族の病歴や現在の病気の経過や状況をたずねることをいう。救急現場活動では、傷病者に対して行う観察や処置、病院選定のために必要な情報を傷病者や家族などの関係者から短時間で的確に聴取しなければならない。

2．救急現場活動で聴取する情報

　救急現場活動で聴取する情報は、医師が搬送された傷病者の検査や治療を行ううえで重要である。搬送途中や病院到着後に意識レベルの低下や容態悪化によって、必要な情報がとれなくなることもあるため、救急隊員が救急現場や搬送中に聴取する情報はきわめて重要となる。適切な検査や治療が行われるために情報は要点を簡潔に聴取する。

（1）救急現場活動で聴取する情報の覚え方

SAMPLE（サンプル）

Symptoms	（主訴／症状）
Allergies	（アレルギー）
Medication	（服用薬）
Past medical history／Pregnancy	（既往歴／妊娠の有無）
Last oral intake	（最終食事摂取時刻）
Events leading to the injury or illness	（発症状況、受傷機転）

GUMBA（グンバ）

G	原因	（発症状況、受傷機転）
U	訴え	（主訴）
M	めし	（最終食事摂取時刻）
B	病歴	（現病歴／既往歴）
A	アレルギー	（アレルギー）

BAGMASK（バッグマスク）

B	病気・病歴	（現病歴／既往歴）
A	アレルギー	（アレルギー）
G	時間	（発症時刻／グルコース）
M	めし	（最終食事摂取時刻）
A	ADL	（日常生活動作）
S	主訴	（主訴）
K	薬	（服用薬）

3．主訴

主訴は、問診において傷病者が訴える身体の不調や苦痛のうち主要なものをいい、観察の最初に聴取することが多い。主訴はひとつだけでなく、複数ある場合もある。また傷病者が本当に訴えたいことが主訴に含まれているとは限らないこともあるので注意が必要である。

4．現病歴

現病歴とは、傷病者の主訴に関する自覚症状の特徴および経過をいう。

現病歴は以下の項目を簡潔に聴取する。

①いつから（発症日時）。
②どのように発症したのか（発症様式）。
③どのような症状か。
④どの部位か。
⑤どの程度か。
⑥どのような経過で起こったのか。
⑦症状を増悪させる状況（増悪因子）、軽快させる状況（寛解因子）はなにか。
⑧主訴の随伴症状はなにか。
⑨その症状について医療機関に受診したことがあるか。
⑩以前に同様の症状を経験したことがあるか。
⑪服用している薬があるか。

（1）発症日時と発症様式

いつから（発症日時）、どのように（発症様式）発症したかを聴きだす。症状によっては、ゆっくりと発症するものから、正確な時刻を明らかにできるほど突発的（発作的）に発症するものまである。病歴を聴取するときは、このような発症様式を含めて行う。

> 例）「いつごろから、どのように痛みだしましたか？」
> 　　「痛みは急に起こりましたか？それともしだいに痛くなりましたか？」

（2）どのような症状か

痛みについての症状を聴取するときは、「刺すような」、「締めつけられるような」、「焼け付くような」、「うずくような」などの様式を具体的にたずねる。また「脂物を食べた後」、「階段を昇った後」、「めまいが起きた後」など、その症状が起こる誘因、前駆症状の有無なども聴取する。

> 例）「背中の痛みは、押さえつけられるような痛みですか？それとも刺すような痛みですか？」
> 　　「胸の痛みは、階段を昇った後に起きましたか？」

（3）どのような部位か

症状が現れている位置および範囲（部位）について聴く。その症状が左右どちらかに偏在しているのか、左右対称に現れているのかを聴取する。

〔どの程度か〕

痛みの程度の感じ方は傷病者によってさまざまである。痛みを客観的に評価することは困難であるが、痛みを線や数字、言葉で表現する方法があり、痛みの程度を点数化して傷病者にたずねるとよい。

> 例）「耐えられない痛みを100とすると、今の痛みはどれくらいですか？」
> 「今までで一番強い痛みを5とすると、今の痛みはどれくらいですか？」

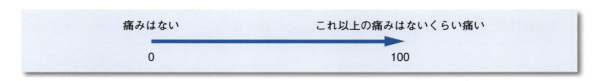

視覚的評価スケール：VAS（Visual Analog Scale）

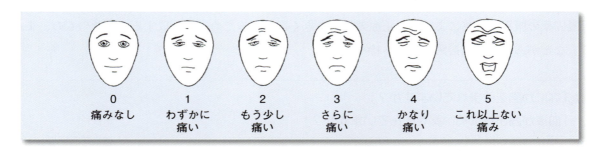

表情評価スケール：FRS（Face Rating Scale）

（4）どのような経過で起こったか

症状が現れてからの経過について、だんだん増悪しているのか、不変なのかを聴く。また症状が間欠的なものである場合は、その持続時間や周期性の有無などを確認する。

> 例）「胸の痛みは30分以上続いていますか？」

（5）症状を増悪させる状況（増悪因子）、軽快させる状況（寛解因子）はなにか

たとえば十二指腸潰瘍では、空腹時に腹痛が起こり、食後に痛みがやわらぐ傾向がある。寛解とは、症状・病勢などの進行が止まり、楽になることをいう。

> 例）「お腹の痛みは、食事の前ですか？　それとも後ですか？」

（6）主訴の随伴症状はなにか

随伴症状とは、その症状に関連して起こる症状をいう。たとえば腰痛を訴える傷病者では、下肢の痛みやしびれを伴うこと、くも膜下出血で頭痛を訴える傷病者ではモノが2重に見えること（複視）もある。このため、随伴症状が病態把握の重要な手がかりとなることがある。

> 例）「頭の痛みのほかになにか症状がありますか？」

（7）その症状について医療機関に受診したことがあるか

その症状によって医療機関を受診していた場合は、診断などの受診情報は重要な情報となる。

> 例）「今の症状で、今までに病院にかかったことはありますか？」

（8）服用している薬があるか

傷病者が服用している薬は、医療機関での検査や診療にとって重要な情報である。また、重症外傷では抗血液凝固薬の服用の有無によって、止血効果に大きく影響するため必ず聴取する。薬そのもの、また「お薬手帳」などがあれば、直接医療機関へ持って行く。

> 例）「なにか薬を飲まれていますか？」
> 　　「血液が固まりにくい薬を飲んでいますか？」

5．既往歴

既往歴とは、傷病者の出生時から現在までの健康状態および病歴をいう。これには罹患したことのある疾患やアレルギーの有無が含まれる。

（1）アレルギーの有無

たとえば子どものころに食物アレルギーや気管支喘息の既往がある者は、花粉症（アレルギー性鼻炎・アレルギー性結膜炎）を発症することがある。

> 例）「薬や食べ物でアレルギー症状がでたことがありますか？」
> 　　「薬や食べ物で痒みや呼吸が苦しくなることがありますか？」

（2）罹患したことのある疾患

これまでに罹患した疾患や外傷について、罹患時の年齢、診断名、治療の有無とその内容、手術の有無などを聴取する。

> 例）「今までに大きな病気やケガ、手術をしたことがありますか？」
> 　　「それはいつごろですか？」

6．社会歴

　疾患の発症には、傷病者の生活環境や習慣の影響がみられることがある。社会歴とは、このような傷病者がもつ社会的状況をいい、職業や家族状況、嗜好品、常用薬、旅行渡航歴などがある。ただし初対面の傷病者に、生活環境や個人のプライバシーにかかわる事柄を聴くことは、不信感をいだかれる要因となりやすい。このため社会歴の聴取においては、それを聴く必要性を考慮し、聴き方に十分な注意をはらう必要がある。

（1）職業

　仕事内容が、事務的なものか、肉体労働か、特定の肢位をとるものか、手指を酷使するものかなどは、ある種の疾患の要因となりうる。

（2）家族状況

　家庭生活における困難やトラブルが傷病者のストレスとなり、ある種の疾患を引き起こす誘因となることがある。

（3）嗜好品

　飲酒については飲酒量と期間について、喫煙については1日の本数と期間を聴取する。

7．問診を行うときの注意点

　問診では専門用語を用いず、わかりやすい言葉を使用する。

> 例）主訴はなんですか？　　　⇒　どうしましたか？　どこが痛みますか？
> 　　随伴症状はありますか？　⇒　頭の痛みのほかになにか気になることがありますか？
> 　　既往歴はありますか？　　⇒　今まで大きな病気やケガをしたことはありますか？
> 　　服用薬はありますか？　　⇒　今飲まれている薬はありますか？

Point !

※問診では主訴、現病歴、既往歴、服用薬などを的確に聴取する。
※傷病者や関係者にわかりやすい言葉をつかう。

C 質問の方法

傷病者や家族、関係者から情報を得るためにいくつかの方法があり、質問の方法として自由的質問、重点的質問、直接的質問、多項目質問、中立的質問がある。

各質問について具体的方法を「胸部の痛み」のある傷病者にたとえると以下のような質問となる。

1．自由的質問

傷病者に自由に答えさせる質問で、比較的意識や容態が安定している傷病者へ対して行われる方法である。

> 例）「どうされましたか？」
> 　　「どこが痛いですか？」

2．重点的質問

一つの焦点に対し自由に答えさせる質問で、抽象的な返答に対して、救急隊員が具体的にその部位や痛みの性質などについて質問する方法である。

> 例）「胸の痛みについてもう少し詳しく聞かせてください。」

3．直接的質問

「はい」、「いいえ」の選択をさせる質問で、呼吸困難や強い痛みなどで会話が困難な傷病者に対して行うとよい方法である。

> 例）「胸の痛みは30分以上続いていますか？」
> 　　「息苦しいですか？」

4．多項目質問

具体的な複数の項目をあげ選択させる質問で、不定愁訴*や要領を得ない高齢者などに対して行うとよい方法である。また、直接部位を触り確認してもよい。

> 例）「痛いところは右ですか。左ですか。真ん中ですか？」
> 　　「ここが痛みますか？」　⇒　部位を触りながら

＊不定愁訴：傷病者からの主訴は強いが主観的で多岐にわたり、客観的所見に乏しいのが特徴で、「頭が重い」、「イライラする」、「疲労感がとれない」、「よく眠れない」などなんとなく体調が悪いという自覚症状を訴える。

5．中立的質問

　救急隊員の意見や考えを入れずに傷病者の話を促す質問で、不定愁訴やコミュニケーションのとりづらい傷病者に対して行うとよい方法である。

例）「と申しますと？」
　　「それからどうされましたか？」

Point !

※傷病者の症状や状態によって質問方法を使い分ける。

Ⅳ 救急現場活動のコミュニケーション

A 通信指令員のコミュニケーション

　事故や急病人が発生したとき、真っ先に情報が入るのが119番通報を介した通信指令員である。災害情報のすべてを電話の情報から収集することは非常に困難であるが、的確な情報が得られなければ災害対応は後手となり、災害自体を大きくすることもある。また、救急隊への災害内容や傷病者情報は現場到着までの走行経路や資器材準備、救急隊員自身の心の準備など非常に重要である。
　通信指令員の役割は、
①火災・救助・救急の判断
②災害発生場所の把握
③災害内容の把握
④出場隊の判断（隊の増強や他機関への応援要請など）
⑤口頭指導
⑥出場隊への情報提供
⑦災害情報による関係機関への連絡
⑧病院選定および連絡
⑨災害対応における時刻管理
などがあげられる。

1．救急情報の聴取

　通常、災害を目の当たりにした通報者は気が動転していることが多く、通常のコミュニケーションをとることはできない。したがって、基本的には通報者からの情報を受けるのではなく、通報者から必要な情報を的確に得る（聞き出す）というスタンスが必要となってくる。
　119番を受信するときには、相手の動揺に惑わされることなく冷静に対応する技術が必要となる。このため、得たい情報は覚知表などにあらかじめ記載しておき、その表に沿って順次情報を聞き出すとよい。

（1）救急活動に必要な情報

救急活動に必要な情報として、
①事故（急病）の状況
②意識の有無
③呼吸の有無
④主訴
⑤病歴
などがあげられる。これらの詳しすぎる聴取をすると通報者はかえって焦るものである。これは通報者の多くが119番を受けた消防職員がそのまま、現場に駆けつけてくれるという意識をもっているからである。このようなときは「救急車はもう出ましたよ」などといい、相手を落ち着かせることも必要である。

また、詳細な内容は救急隊が現場に到着してから聴取すればよいので、詳細に聴取するあまり聴取時間をむやみに延ばしてはならない。

　電話口でのやりとりでは、しぐさや表情といった非言語でのコミュニケーションはとれない。声のトーンや調子、間といった準言語でのコミュニケーションが重要となる。淡々と事務的な対処は、後々通報者から"冷たい対応"といわれかねない。日ごろからわかりやすい、相手の立場に立ったコミュニケーションをとることを心がける。119番通報者は通常の精神状態ではないことを常に念頭に入れて対応することが必要とされる。

①119番通報の電話は、いつ、どこから、どのような人がかけてくるかわからない。だれからかかってきたとしても、誠実に対応し、顔の見えない通報者に対して不安を与えない聴取を心がける。
②情報聴取にあたっては神経を集中し、わずかな言葉の端々からも通報者の情報を漏らすことなく的確に聴取する。
③通報形態、通報場所（自宅内、店舗内、屋外施設、路上等）の相違を認識した聴取を行う。聴取中、車などで移動中の通報であることが判明した場合は、状況により安全な所に止まらせて情報聴取を行う。
④間違いやすい類似町名等に注意し、管内にある類似町名については事前に調査し把握しておく。また、聴取時にあいまいである場合には勝手に判断せず、一回で聴取できないことを相手方に伝え、わかるまで確実に再聴取する。
⑤所在・内容を聴取するときは、指令員から誘導しないで、できるだけ通報者から内容を聞き出すようにする。また、先入観にとらわれず、判断に苦慮するときは常に危険側に立った対応を行う。
⑥携帯電話からの通報で所在が判明しない場合には、通信事業者への所在確認照会を行う。また、目標物のみ判明している場合には、インターネット検索を有効に活用し、通報者の所在確定を進める。

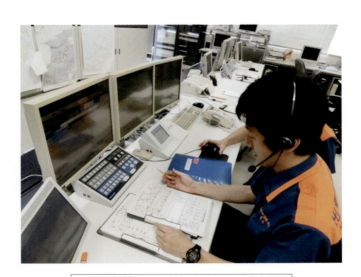

必要な情報を聴取する通信指令員

2．口頭指導

　119番受信時の口頭指導は平成11年7月6日付消防救第176号消防庁次長通知により、全国の各消防本部によって地域の実情に応じた口頭指導の実施要綱等が作成され、行われている。また、平成24年度の救急業務のあり方に関する検討会報告書を受け、緊急度判定と各口頭指導プロトコルの導入につながる「聴取要領」が加わり、119番通報からの導入要領と標準口頭指導プロトコルが示された（平成25年5月9日付消防救第42号消防庁次長通知）。

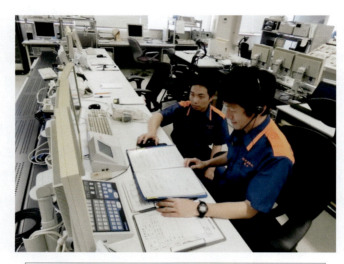

口頭指導要領に沿って口頭指導する通信指令員

口頭指導要領　心肺蘇生法

(ア) 心肺蘇生法（全年齢対象）

1 反応（意識）がなく正常な呼吸でない通報

通報者が極度に焦燥し冷静さを失っていること等により対応できない場合は口頭指導を中止する

2 救急車が要請場所へ向かっていることを伝え、落ち着かせる
傷病者の救命のためには応急手当が必要であることを伝え協力を依頼する
近くに手伝ってもらえる人がいる場合は集めさせる

AEDが近くにあれば取り寄せることも指示する※1

3 心肺蘇生のやり方を知っていますか

　知らない・忘れた 等 →

　知っている →

4 **胸骨圧迫※2を指導**
「心臓マッサージのやり方を伝えるので、その通り行ってください」
「傷病者を仰向けにし、胸の横に位置してください」
「胸の真ん中※3に手のひらの付け根を当ててください」
「その上にもう一方の手を重ねて置いてください」
「両肘をまっすぐに伸ばして真上から5cm以上（中学生までは胸の厚みの1/3（両手・片手・2本指は任意））沈むように胸を強く圧迫してください」
「圧迫のテンポは「イチ」、「ニイ」、「サン」くらいの速さで連続して行ってください」

5 **心肺蘇生を指導**
「心肺蘇生（心臓マッサージ30回：人工呼吸2回）を実施してください」
（人工呼吸ができなければ胸骨圧迫のみを指導）

6 協力者がいる場合は1〜2分を目安に交代する
救急隊と交代するまで、または、傷病者に正常な呼吸や目的のある仕草（胸骨圧迫している手を払いのけるなど）が認められるまで継続※4

※1　AEDが現場に届けば直ちに使用させる
※2　心肺蘇生の「胸骨圧迫」という文言が普及しきれていないため、「心臓マッサージ」を用いてもよい
※3　胸骨圧迫部位の指導で「胸の真ん中」で部位が伝わらない場合、「乳頭を結ぶ線の真ん中」、「胸骨の下半分」などを用いてもよい
※4　効果がみえなくても継続するよう指導する

3．病院連絡

　救急隊からの病院への連絡方法は消防本部によってさまざまで、救急隊員から直接病院へ連絡する場合や通信指令員を介して病院連絡する場合がある。通信指令員を介して病院へ傷病者情報を行う場合は救急隊の情報を正確に伝える必要がある。

　病院が必要とする傷病者情報はほぼ同じであるが、かかりつけ病院で事前にカルテの準備や担当医師の呼び出し等が必要な場合もあり、通院時の患者IDや担当医師など個別に病院が必要な情報を調べておくと情報伝達が円滑となる。

　また、「キョケツ（虚血）」と「トケツ（吐血）」など語句の間違いや、年齢の違いなどがないように、救急隊と同様の傷病者観察カード等を通信指令室に用意し、正しい情報を送る工夫が必要である。

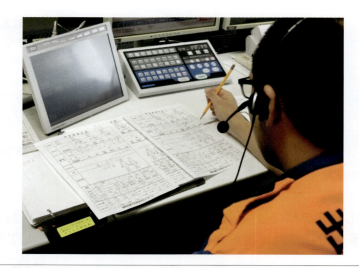

救急隊と同じ内容の様式を使い正確な情報を病院へ伝える

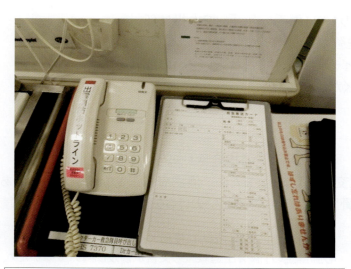

通信指令室と同じ様式の救急搬送表（救命救急センター）

B 傷病者とのコミュニケーション

1．傷病者に対する基本的コミュニケーション

（1）名前で呼ぶ

　現場に到着したら、傷病者の名前を確認する。通報段階ですでに氏名を把握できている場合でも、再確認する。以後、傷病者に対しては、できる限り名前で呼ぶ。「旦那さん」や「奥さん」、「おじいちゃん」、「おばあちゃん」などは一見して親しそうに会話しているように聞こえるが、時と場合、また傷病者やその家族を取り巻く環境によって逆効果になることもあるので注意しなければならない。

> 例）「旦那さん、どこが痛みますか？」
> 　　　　　　↓
> 　　「○○さん、どこが痛みますか？」

（2）わかりやすい言葉をつかう

　救急隊員が通常使用している医学用語は傷病者にとっては専門的な用語である。傷病者や関係者が理解しやすい言葉に変換し、簡潔に伝えることが必要である。

> 例）「血中酸素飽和度を測定します。」
> 　　　　　　↓
> 　　「血液の中の酸素濃度を調べます。」

（3）相ふさわしい敬語で話す

　相ふさわしい敬語とは、相互を尊重し、しかもできる限り対等な関係で会話ができるようにするためのものである。高級ホテル等で接客に使用される敬語は必要ない。救急隊員の行う処置、搬送医療機関制定の説明等、正確に伝えるための必要最小限の敬語を、正しく使うことが重要である。

〔敬語の効果〕
①敬意を表する：他者にあるいは聞き手に敬意を表すこととなる。
②心理的距離を保つ：なれなれしくして相手を侵害しないように敬語を使用する。
③礼儀を表す：話し手の礼節を表すこととなる。
④教養を表す：敬語を使用することは、学習や経験によるところが大きい。教養の高さを表すこととなる。
　ただし、誤った敬語の使用は、逆効果になるので年齢に応じた言葉づかいで話すことが必要である。

> 例）「おじいちゃん、どうしましたか？」
> 　　　　　　↓
> 　　「○○さん、どうされましたか？」

（4）傾聴する

　傷病者のなかには自分の主訴や症状などをうまく言葉で表せないこともある。症状などの状況にもよるが、相手の話をさえぎることなく、肯定的な態度で耳を傾けることが必要である。傷病者の訴えにうなずいたり、話の流れを止めずに聴き続ける、相手の言葉をくり返す（復唱する）。

> 例）傷病者　　「胸が痛くて…」
> 　　救急隊員　「そうですか。胸が痛いんですね。」

（5）共感する

　傷病者の立場に立って、共感し表現する。

> 例）傷病者　　「胸が痛くて…」
> 　　救急隊員　「大変でしたね。今から直ぐに病院に向かいますから、少し我慢してください。」

（6）行う観察や処置の内容を説明する

　傷病者は早く病院に行ってほしいと思っているものである。救急隊が病院選定とするために必要な情報聴取や病院までに行う応急処置や救急救命処置をわかりやすく説明することによって傷病者の理解を得て円滑な救急現場活動が行える。

> 例）「病院に連絡するために、身体を診させてください。」
> 　　「血圧を測ります。腕が少し締まりますよ。」
> 　　「息が苦しそうなので酸素を吸ってください。」

Point !
※名前で呼ぶ。
※わかりやすい言葉をつかう。
※相ふさわしい敬語をつかう。
※傾聴し共感する。
※行う観察・処置を説明する。

2．小児傷病者とのコミュニケーション

（1）小児の特徴

　小児の傷病者とコミュニケーションをとることは、成人の傷病者に比べ意思の疎通がとりづらく、情報が得られにくい。通常行うコミュニケーションとは異なり、小児に対応したコミュニケーションが必要とされる。

　小児とコミュニケーションをとる場合、親とのかかわりが重要である。小児の傷病者とコミュニケーションをとるのにはできるだけ親が関与するのが良い。親が身近にいなければ、家族、祖父母や兄弟・姉妹、保育園や学校などでは保育士や教職員に関与してもらう。

　傷病を受けた小児の観察や処置は、できるだけ親、家族、関係者が関与すべきであり、親や家族、関係者がその小児に対して十分に愛情と関心が向けられるように配慮する必要がある。観察や処置の必要性を説明し、また必要に応じて観察や処置の手助けをしてもらう。傷病者本人はもちろん、親や家族、関係者と信頼関係を保つことが円滑な活動につながる。

＊ここでいう小児とは、年齢による区分での分類ではなく、意思の疎通がはかりにくい子どものことで、小学生の高学年やそれ以上の年齢で意思の疎通がはかれる場合は、通常のコミュニケーションを行う。

（2）コミュニケーションの留意点

通常は基本的コミュニケーションをとればよいが、身体的特徴などを踏まえてとくに以下の項目に注意してコミュニケーションをはかることが必要である。

①小児傷病者への接触

　　感染防護具のガウンやマスクは小児傷病者にとっては、威圧感や不安感をいだくため、観察や処置を行ううえで支障をきたす場合が多い。状況に応じて、最低限の感染防止対策で対応することも必要である。

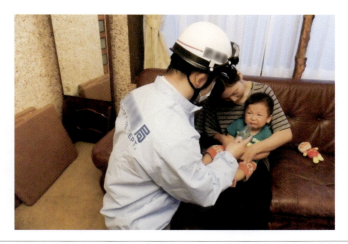

過剰な感染防止対策は小児傷病者にとって威圧感や不安を感じさせる

②小児傷病者の意識確認

　傷病者および親とのコミュニケーションをとるときには、人形やおもちゃを用いてもよい。人形やおもちゃはコミュニケーションをとる手段だけではなく、傷病者の意識状態を把握するためにも有効であり、周囲の人物への関心と併せ救急現場ではよく用いられる。正常な意識状態であれば周囲の人物、たとえば救急隊員や家族に目を向けるはずである。人形や自分の使っているおもちゃに関心を示せば正常と判断してよいが、それに反応を示さない場合は意識状態が低下している可能性があるため、ふだんから小児傷病者をみている親や関係者にその状態を確認する。

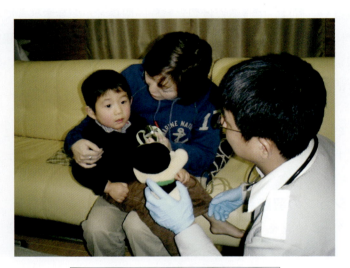

おもちゃなどを見せて反応をみる

例）「ふだんと変わりありませんか？」

Japan Coma Scale（JCS）による乳幼児の意識障害の分類

JCS 分類	成　人	乳　幼　児
1	だいたい意識清明だが、今ひとつはっきりしない	あやすと笑う、ただし不十分で声を出して笑わない
2	見当識障害がある	あやしても笑わないが視線は合う
3	自分の名前、生年月日が言えない	母親と視線が合わない
10	普通の呼びかけで容易に開眼する	合目的的な運動（たとえば、右手を握れ、離せ）をし、言葉も出るが、間違いが多い。飲み物を見せると飲もうとする。乳首を見せればほしがって吸う
20	大きな声、身体をゆさぶることにより開眼する	簡単な命令に応じる、たとえば、離握手（呼びかけると開眼して目を向ける。）
30	痛み刺激を加えつつ呼びかけを繰り返すと辛うじて開眼する	
100	痛み刺激に対し、払いのけるような動作をする	
200	痛み刺激で少し手足を動かしたり、顔をしかめる	
300	痛み刺激に反応しない	

③関係者への対応

　親、家族、関係者との信頼関係を得るためには、常に小児傷病者への同情を忘れることなく、自信に満ちた態度で接することが必要である。

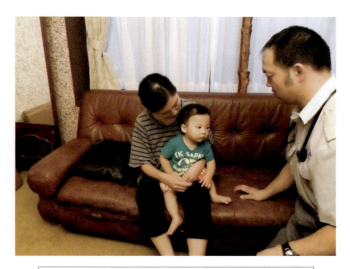

小児傷病者の状況は親や関係者から聴取する

④小児傷病者への言葉づかい

小児傷病者に対してはやさしい言葉づかいで対応し、相手によっては「幼児語」を用いる。

> 例）「お腹が痛いですか？」
> ↓
> 「お腹がいたいかな？」
>
> 「眼が痛い？」
> ↓
> 「めめが痛いかな？」
>
> 「救急車に乗りましょう。」
> ↓
> 「救急のおじちゃんとピーポーに乗ろうか。」

⑤小児傷病者の観察と処置

　傷病者と同様、あるいはそれ以上に親や家族、関係者はあわて、不安に駆られていることがある。小児傷病者に接するときは常に親、家族、関係者にも行っている傷病者自身の状態や行っている観察、処置を常に伝え安心させることが重要である。緊急性が高くただちに処置しなければならないときなど必要な場合を除き、むやみに親や家族から引き離して観察や処置を行ってはならない。発症状況や症状、病歴などは親や家族から聴取したり、聴取してもらう。また、救急隊員の観察や処置を拒むようであれば、簡単な観察や処置であれば手伝ってもらう。

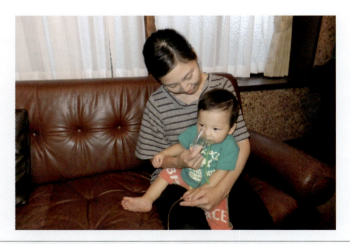

傷病者が拒む場合は酸素投与などの簡単な処置は親に手伝ってもらう

⑥小児傷病者の搬送

　小児の場合、自身の症状に加え救急隊員の存在がふだんとは違うため、恐怖心をいだいている。緊急性が高くただちに処置しなければならない場合を除き、むやみに親や家族から引き離すことなく、親に抱かれたままや親がスキンシップをとりやすい状態で搬送する。救急車で搬送中も小児傷病者の近くに親や関係者を座らせるか、状況によっては親に抱かせて搬送する。

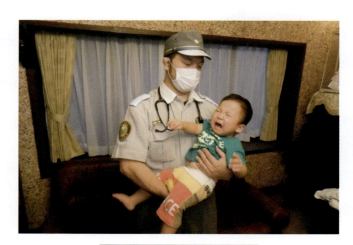

親と引き離さず搬送する

　泣いていた傷病者が観察時や搬送中に眠る場合があるが、この状態を気持ちよくなって眠っていると判断してはならない。循環・呼吸動態や症状が悪化したことによる意識障害も考えられる。親や家族、関係者に十分説明し、呼びかけや刺激により意識状態を常に確認する必要がある。

　緊急性があり、ただちに観察や処置を行わなければならない場合は、その内容を親や家族、関係者に説明し必要な観察・処置活動を行う。

> *Point !*
> ※服装に注意する。
> ※意識状態の把握に注意する。
> ※状況に応じて幼児語をつかう。
> ※親に観察や処置を手伝ってもらう。
> ※むやみに親と引き離さずに搬送する。

3．高齢傷病者とのコミュニケーション

　近年、高齢化が進み、平成24年中の救急搬送人員の53.1％が65歳以上の高齢者である。2020年では70歳台の割合がもっとも多くなり、今後さらに高齢者の救急搬送が増加することが予想される。

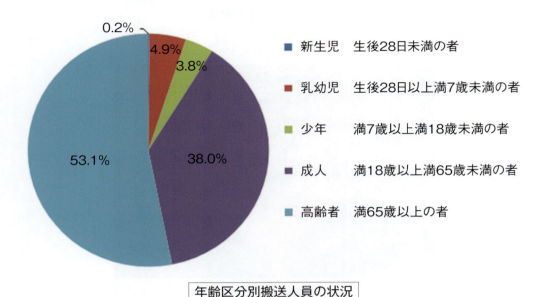

年齢区分別搬送人員の状況

（出典：総務省消防庁平成25年救急救助の現況）

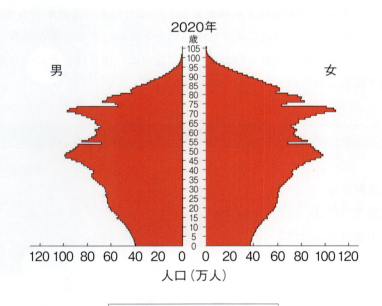

年代別人口分布（2020年）

（出典：国立社会保障・人口問題研究所ホームページ）

（1）高齢者の特徴

高齢者は加齢に伴う聴力低下や難聴により、良好なコミュニケーションがとりづらく、救急現場活動に支障をきたすことも多く見受けられるようになってきている。

①聴力低下

高齢者の特徴として、加齢による聴力低下があり年齢が増すにつれて、高音域での音声が聞き取りにくくなる。

高齢者と良好なコミュニケーションをとるためには、低い声でゆっくりとした口調で問いかけることがポイントである。とくに女性隊員の場合は、男性に比べ声質が高いため、より低くゆっくりと話しかけるよう心がける必要がある。

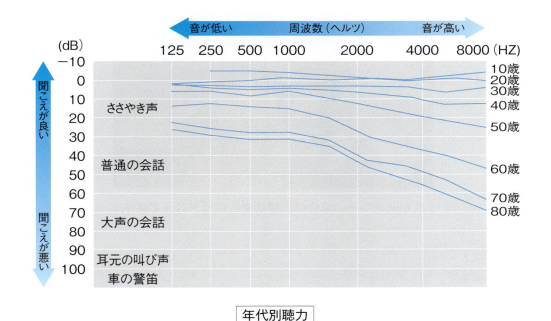

年代別聴力

（出典：全日本民医連ホームページ）

②老人性難聴

加齢による原因の見あたらない難聴を老人性難聴という。この難聴は、単に聴力が低下するだけではなく、言葉の聞きとりが悪くなることや大きい音が響くのが特徴である。また、聴力の低下だけではなく、コミュニケーションに障害きたすことから、性格・行動の変化をもたらす。これらのことから、老人性難聴では、「人の話を正確に聞きとれなくて何回も聞き返す」、「話の内容がわからないままに相づちを打つ」などの状態になる。

救急現場活動で話が聞きとりづらい高齢傷病者に対しては、ゆっくりとわかりやすい言葉で口の動きを見せながら話す。また、相手が聞きとれないときには簡単な言葉に言い換える。聞きとれないからといって、大きな声で話さず、近づいて話しかけるとよい。

（2）コミュニケーションの留意点

通常は基本的コミュニケーションをとればよいが、身体的特徴などをふまえてとくに以下の項目に注意してコミュニケーションをはかることが必要である。

①普通の声で話す

高齢傷病者のすべてが聴力低下や老人性難聴ではない。いきなり大きな声で話さず、はじめは普通の声で話しかけ、応答によって傷病者に近づき耳元で話しかける。

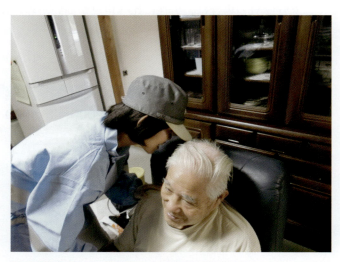

話が聞きづらい場合は、傷病者に近づき耳元で話す

②ゆっくり話す

ていねいな言葉で、ゆっくりと話す。

③名前で呼ぶ

「おじいちゃん」や「おばあちゃん」ではなく、高齢者一人ひとりの人権を尊重し、名前がわかるときは、きちんと名前で呼ぶ。

④敬語で話す

高齢傷病者は救急隊員より年上である。相ふさわしい敬語を用いてコミュニケーションをとる必要がある。

```
例）「おじいちゃん、どうしましたか？」
          ↓
    「○○さん、どうされましたか？」
```

⑤傾聴する

　高齢者は自分の主訴や症状などをうまく言葉で表せないことが多い。傷病者の訴えにうなずいたり、話の流れを止めずに聴き続ける、相手の言葉をくり返す（復唱する）。

> 例）傷病者　　「胸が痛くて…」
> 　　救急隊員　「そうですか。胸が痛むのですね。」

⑥共感する

　傷病者の立場に立って、共感し表現する。

> 例）傷病者　　「胸が痛くて…」
> 　　救急隊員　「大変でしたね。今からすぐに病院に向かいます。」

Point !

※高齢者の特徴を理解する。
※ゆっくり、低い声で話す。
※名前で呼ぶ。
※敬語をつかう。
※傾聴し共感する。

4．意識障害傷病者とのコミュニケーション

　意識障害の病態や程度は、脳出血や脳梗塞など脳実質の障害によるものや循環不全による脳血流の低下や呼吸不全による脳低酸素状態、低血糖など代謝障害によるものなどさまざまである。

　意識障害のある傷病者へは、その程度により対応が異なる。

　軽度の意識障害傷病者では、自由的質問をさけ、「はい」、「いいえ」で回答させる直接的質問を用いる。この場合の回答は、傷病者のうなずきや顔の表情などの反応で確認する。病歴などの詳細は関係者から聴取する。

> 例）「どこか痛いところはありますか？」
> 　　　　　　↓
> 　　「胸は痛いですか？」、「息は苦しくないですか？」

脳出血や脳梗塞で発語領域に障害を受けている場合は、救急隊員の言葉は理解できるものの、発語できない。この場合は、健側の手を握り傷病者の反応を確認するとよい。

> 例)「頭は痛くないですか？　痛かったら手を握ってください。」
> 　　「吐き気はありますか？　あれば手を握ってください。」

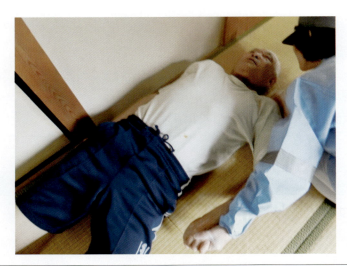

発語障害がある場合は健側の手を握り傷病者の反応を確認する

　中等度あるいは重度の意識障害傷病者では、直接傷病者本人から情報を得ることができない。このような場合は、傷病者の情報がわかる家族や会社の同僚などの関係者から情報を得る。しかし、関係者すべてが傷病者の病歴や服用薬などの情報を知っているとは限らない。状況によっては必要事項のみを聴取する。
　ただし、観察・処置を行う際は、傷病者と同様に行う観察や処置の内容を関係者に伝える。

Point！
※症状や状況に応じた質問方法を使う。
※手や表情で反応を確認する。

5．聴覚障害傷病者とのコミュニケーション

　聴覚障害者とは、聴覚に障害をもつ人のことをいい、ろう者や軽度難聴から高度難聴などの難聴者、成長してから聴覚を失った中途失聴者、加齢により聴力が衰える老人性難聴者がある。

　聴覚障害者は聴覚に障害を受けた原因や年齢などによって、それぞれの程度が異なる。

　生まれつき、または3～5歳までの言語機能形成期に聴覚に障害を受けると、発語障害をきたす場合がある。幼少期から発語障害がある場合は手話で会話することがある。しかし、成長してから聴覚を失った中途失聴者は手話ができないこともある。

　聴覚障害者で意識障害のない傷病者では、会話ではなく文字を書いてコミュニケーションをとる筆談を用いるとよい。

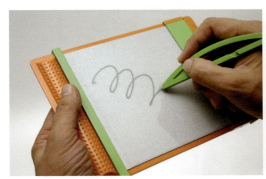 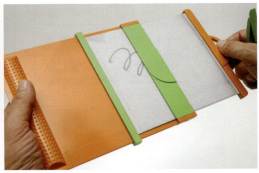

筆談器の例

（提供：特定非営利活動法人 阿波グローカルネット）
(http://cobo.awa-g.net/cobo/cobo_intro/index.html)

また、聴覚障害傷病者に円滑なコミュニケーションをとるため、聴覚障害者用の救急観察カードが各消防本部で使用されている。

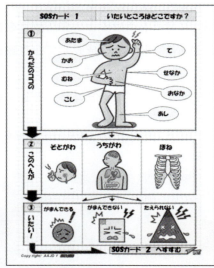
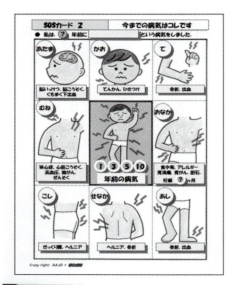
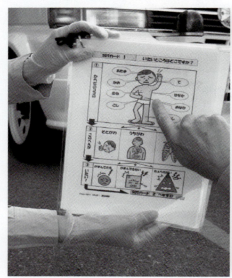
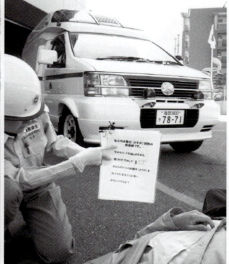

聴覚障害者用の救急観察カード

（提供：春日・大野城・那珂川消防組合消防本部：「聴覚障害者用指差カード（SOSカード）」）

Point !

※筆談で対応する。
※聴覚障害者用の救急観察カードを使用する。

6．外国人傷病者とのコミュニケーション

　日本政府観光局によると近年の海外の経済成長に合わせ2013年の訪日外国人旅行者は1036万人を超えた。また、厚生労働省の調べでは、外国人労働者数も年々増加し、70万人を超えている。

　これらのことから、救急搬送される傷病者のなかには外国人も多く含まれ、その対応が必要となっている。

　救急隊員自身がさまざまな外国語に対応することは困難であるため、多くの消防本部では外国人傷病者に対応した取り組みが行われている。その多くは外国語の救急対応問診票であり、各国の外国語で書かれた問診票を傷病者に提示し問診を行い、傷病者から救急に必要な情報を得ている。

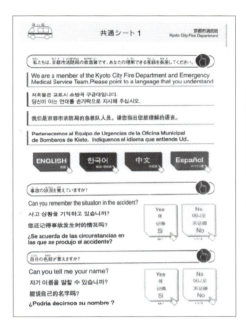
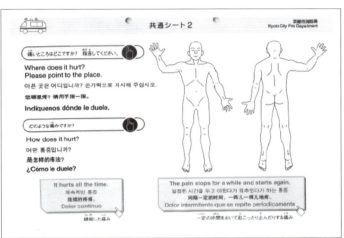

外国語対応救急活動シート

（出典：京都市消防局：「外国語対応救急活動シート」の改良について）

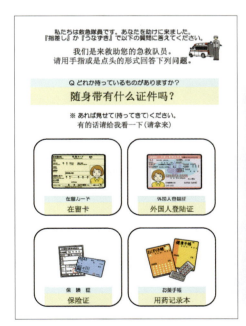
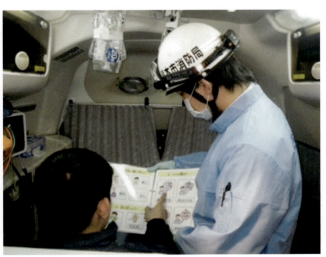

救急コミュニケーションボード

（提供：熊本市消防局）

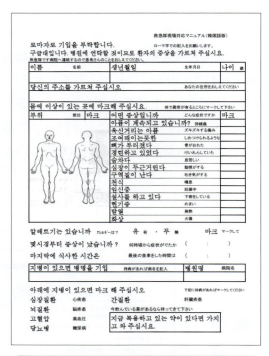

救急現場対応マニュアル（韓国語版）

（出典：小松市消防本部ホームページ）

> Point!
>
> ※外国人対応観察カードを使用する。

C 関係者とのコミュニケーション

　救急現場活動では、傷病者本人に対するコミュニケーションも重要であるが、周囲の関係者とのコミュニケーションも円滑な救急現場活動を行ううえで重要である。関係者とは傷病者の家族や友人、職場の同僚、学校の先生や職員、交通事故の相手など、それぞれの救急事案の状況によってさまざまであり、それぞれに適した対応が必要となる。

　家族に対しても、「旦那さん」、「奥さん」、「おじいちゃん」、「おばあちゃん」などの呼び方は、親しそうな会話に聞こえるが、時と場合、また傷病者やその家族を取り巻く環境によって逆効果になることもある。現場に到着したら、傷病者の名前を確認し、関係者に対してもできる限り名前で呼ぶようにする。また、会社や学校など傷病者本人の情報を得やすい関係者に対しても、具体的な呼称で対応するとよい。

> 例）「○○さんの奥さん、一緒に救急車に乗ってください。」
> 　　「会社の同僚の方、△△さんのご家族へ連絡していただけますか。」

　意識障害のある場合、傷病者本人から病歴など傷病者情報の聴取ができないため関係者からの情報が重要となる。関係者が傷病者の情報を必ずしも詳しく知っているとは限らない。関係者から傷病者の情報を得るときは、傷病者との関係（家族であれば、親か妻か子どもか、学校であれば担任か養護教諭か、会社であれば上司か同僚かなど）を確認し、状況に応じた内容を聴取する。

> 例）「会社の上司の方でしょうか？　○○さんの住所や生年月日をご存知であれば教えていただけますか？」

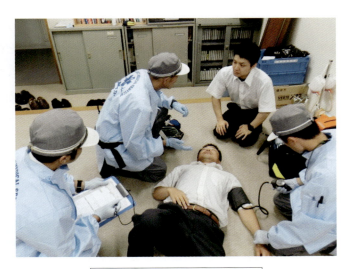

関係者からの状況等の聴取

　関係者は家族の突然のケガや急病など傷病者本人と同様、あるいはそれ以上に不安を感じているものである。また、救急現場活動では傷病者本人だけでなく、家族や同僚などの関係者へも傷病者の観察や処置を説明する必要がある。

| 例)「今から○○さんの血圧を測ります。」 |
| 「必要な処置をしてから病院に搬送しますので、少しお待ちください。」 |

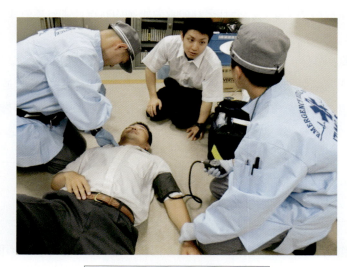

関係者への観察や処置の説明

　会社や学校、交通事故などの現場では、円滑な救急現場活動に対して、周囲にも一言お礼を言うことで救急隊に対する信頼が得られる。

| 例)「これから病院に連絡し搬送します。ご協力ありがとうございました。」 |

　救急隊が傷病者を助けたい一心で、発する言葉が後にトラブルの種となることがある。たとえば心肺停止傷病者に対して、「だいじょうぶですよ」とか「私たちが助けます」など家族などの関係者を安心させるつもりで発した言葉が、救命できなかった場合に「救急隊が助かると言ったのに助からなかった。」というクレームとなることもある。救急現場活動では客観性のある適切な言葉で対応する必要がある。

| 例)「○○さんを救命するために必要な処置を行います。」 |
| 「最善をつくします。」 |

Point!

※具体的に呼称する。
※傷病者と同様に観察や処置の説明を行う。
※安易な言葉を用いない。

D　隊員間のコミュニケーション

　救急現場活動では、傷病者の観察や処置、搬送など救急隊員間のコミュニケーションも重要である。消防署内で行われる訓練は指揮命令系統を明確にするために、活動に対する命令や指示が行われるので、その口調が「命令形」になることが多い。この「命令形」の口調は救急現場活動中の隊員間では違和感はないが、傷病者や関係者の立場に立つと、なじみのない口調になる。救急現場活動では、消火活動や救助活動とは異なり、傷病者や関係者がそれらの口調により疾病や事故などによる不安をさらに助長させることもある。救急現場活動中は、状況にもよるが、命令形の口調をさけ、落ち着いたていねいな言葉づかいを心がけることが必要である。

> 例）「吸引器準備！、血圧測定しろ！、搬送準備にかかれ！」
> 　　　　　　　　↓
> 　　「吸引器準備して、血圧を測定して、搬送準備はいい？」

　また、傷病者搬送では隊員間で常にコミュニケーションをとらなければ、転落や転倒、救急隊員の負傷などの事故につながる。傷病者を移乗するときやストレッチャーを持ち上げるとき、搬送障害を確認した場合など常に隊員間でコミュニケーションをとり合うようにする。

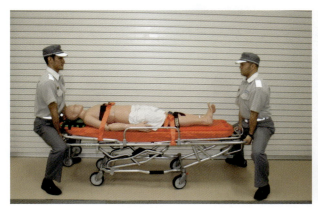
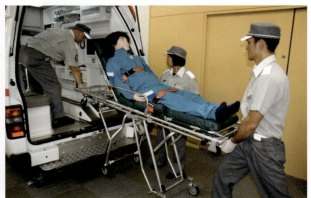

傷病者搬送時は常に隊員間でコミュニケーションをとり合う

Point !
※命令口調は使用しない。
※搬送時は必ず隊員間でコミュニケーションをとる。

E 搬送中のコミュニケーション

　救急搬送中も絶えず、傷病者や関係者に対してコミュニケーションをとらなければならない。救急車内では、傷病者搬送の記録表の記載や観察・処置の継続で傷病者に対してコミュニケーション不足になりがちである。

　傷病者は、救急車の搬送中も痛みや精神的不安をいだいているものである。傷病者の継続観察や処置に加え声かけを継続する。また、同乗する関係者にも同様に声かけを行う。

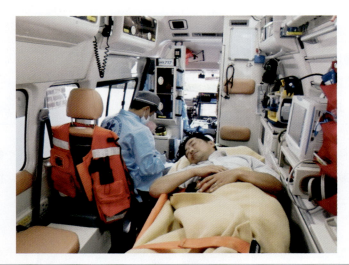

救急活動記録表の記載に集中し傷病者とのコミュニケーションが不足している

　また、救急車内では傷病者との位置関係から、傷病者の顔をのぞき込むようになる、ストレッチャーの背もたれを起こし、傷病者の体位を坐位や半坐位にしている場合は、背後から声をかけるかたちになり、傷病者の表情を観察できない等の欠点がある。傷病者の容態が切迫している場合は観察・処置を優先した位置でよいが、ある程度安定している場合には、コミュニケーションをとりやすい位置をとる。

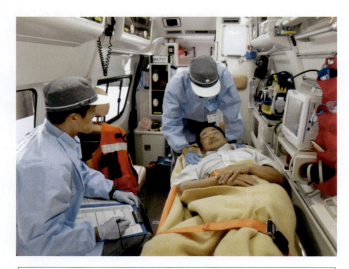

頭側で上からのぞき込むような配置は好ましくない

救急車内でも、適切な対人距離をとり、角度をとって視線を合わせることができるような位置関係を保つ。

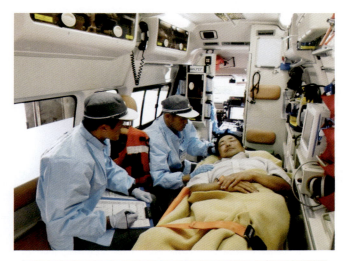

救急車内でも適切な対人距離と位置に気をつける

Point !
※搬送中も適切な位置で常にコミュニケーションをとる。

F 医師とのコミュニケーション

医師や医療機関へは、病院収容の依頼や救急救命処置の指示や助言がある。伝える内容の優先順位を考え、事故や発症の状況、傷病者情報を簡潔明瞭に伝える必要がある。

また、傷病者や関係者とは異なり、伝える相手は医療従事者である。医療専門用語を適切に使用し的確に伝える。

救急隊員は確定診断をすることはできない。疾患名を疑ったならば、「○○の疑い。」とし、疑った所見を正確に連絡する。

> 例）「30分以上の胸痛で、冷汗を認めます。心電図上STが上昇しているため、急性心筋梗塞を疑います。」

MIST

M	Mechanism	原因
		受傷機転
I	Impaired	症状（身体所見）
	Injury	受傷部位
S	Sign & Stroke scale	バイタルサイン、脳卒中スケールの評価
	Sign	ショック状態、ロードアンドゴーの理由
T	Treatment/Time	行った処置、既往歴・処方されている薬剤／発症時刻、医療機関到着までの時刻
	Treatment	行った処置

上段：意識障害、下段：重症外傷

1．第1報

意識障害傷病者や重症外傷傷病者では第1報としてMISTが用いられる。MISTに加え年齢・性別、病院到着までのおよその時間を伝える。

（1）Mechanism（原因／受傷機転）

発症の原因はなにか。高エネルギー外傷か、鈍的外傷か鋭的外傷か。受傷原因や受傷形態、事故形態を伝える。

（2）Injury（受傷部位）

命にかかわる所見や損傷部位を伝える。医師にとってなにが主たる症状かをまず知りたいので、救急現場で観察した所見すべてを伝えるのではなく、主な所見や損傷を伝える。

> 例）「頭部、顔面には外傷なし、後頸部圧痛なし、皮下気腫なし、右側胸部胸郭奇異運動、腹部に打撲痕と圧痛あり、骨盤圧痛動揺なし、大腿部外傷なし、右下腿に20cmの打撲痕と右前腕に擦過創あり、神経学的異常なし。」
> ↓
> 「右胸部胸郭奇異運動、腹部打撲痕と圧痛あり、ほか大きな外傷認めず。」

（3）Sign（ショック状態、ロードアンドゴーの理由）

なにをもってショックとしたのか、ロードアンドゴーの理由を簡潔に伝える。受け入れる医療機関では傷病者の状況に応じて救急車到着までに緊急検査や処置の準備が必要となる。ただ単にショックでロードアンドゴーの適応と伝えるのではなく、その理由も加える。

> 例）「高エネルギー外傷でショックです、ロードアンドゴーの適応です。」
> ↓
> 「高エネルギー、ロードアンドゴーの適応です。右胸郭フレイルチェストがみられ、呼吸音が減弱しています。」

（4）Treatment（行った処置）

意識障害傷病者では、行った処置と病歴や処方されている薬剤、発症時刻を、重症外傷傷病者では酸素投与やフレイルチェスト、止血など行った処置を伝えればよい。

2．第2報

第1報を伝えた後、継続観察や詳細観察の結果が連絡できる時間があれば第2報を連絡する。第2報では、意識（JCSで詳細に、またはGCS）、血圧、脈拍、血中酸素飽和度など、さらに現場で見落とした受傷部位などを伝える。

ロードアンドゴーの対象とならない傷病者や打撲、擦過傷など受傷の程度が比較的軽い場合など、病院へ到着してから詳細に伝えても受け入れ側の対応に影響しないと思われる事故では、上述した内容をさらに簡潔にして伝えてもよい。ただし、搬送する医療機関により、連絡を受けるのが看護師、事務職員と医師以外の場合もある。また、受け入れに必要な傷病者情報も異なるため、搬送先医療機関とは連絡事項の確認をし、正しく情報が伝わるようにしておく。

3．病院到着後の医師への申し送り

病院へ到着したならば、ただちに担当医師へ第1報の内容を再度伝える。これはホットラインを受けた医師が必ずしも処置を担当する医師とは限らないからである。救急車からストレッチャーを降ろし初療室へ移動する間に簡潔に傷病者情報を担当医師に伝える。

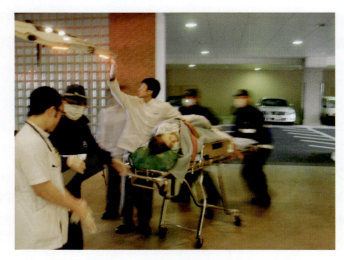

病院到着後に傷病者情報を医師に伝える

　傷病者は病院のベッドへ移され初療がはじまる。状況によっては初療と並行し、時間経過や搬送中のバイタルサイン、SAMPLE や GUMBA など、また同乗した家族や関係者の情報などを初療の状況を見計らって伝える。

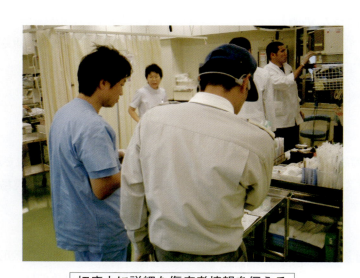

初療中に詳細な傷病者情報を伝える

　初療が一段落するまでは初療室を離れてはならない。現場や搬送中の状況を知っているのは搬送した救急隊員の他にはいないのである。もし、他の出動や用務で病院を離れなければならないときは、初療を行っている医師や看護師などのスタッフに確認をとり初療室を離れる。
　可能な限り、自らが搬送した傷病者の検査結果や転帰を確認しておくことが重要である。これがもっとも有効かつ効果的な検証であり、医師とのコミュニケーションを強化する方法でもある。

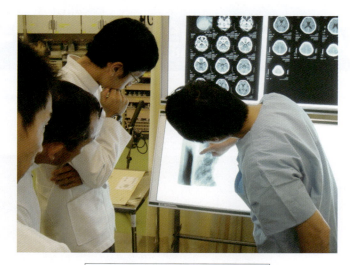

検査結果を確認する救急隊員

Point!

※簡潔明瞭に情報を伝える。

※病院到着後や初療時も必要な情報を伝える。

参考文献

1）諏訪茂樹：対人援助とコミュニケーション．中央法規出版，2001．
2）斎藤清二：はじめての医療面接―コミュニケーション技法とその学び方―．医学書院，2000．
3）坂本哲也，畑中哲生，松本尚：救急活動コミュニケーションスキル，メディカルサイエンス社，2009．
4）日高敏隆，佐藤信行・訳，Hall E. T. 著：かくれた次元．みすず書房，1970．
5）消防庁：消防庁通信指令員の救急に係る教育テキスト．

V ケーススタディ：救急現場コミュニケーションの実践

ケーススタディ 1

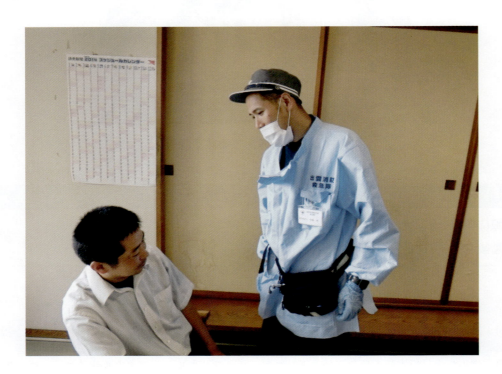

傷病者の接し方について気のついたことを書きなさい。

> *Point !*
> ※コミュニケーションで重要なのは身だしなみ。

　コミュニケーションを行ううえで重要なのは、救急隊員自身の身だしなみである。救急現場で接する傷病者は通常の生活ではほとんど接点のない人が多くを占めることから、第一印象が重要となってくる。第一印象にはいろいろな要素があるが、そのなかでもっとも重要なものは「身だしなみ」である。
　救急隊員の身だしなみについて以下を参考にあげる

　※救急服（白衣）は清潔か？
　※救急帽、ヘルメットはきちんと被っているか？
　※救急服（白衣）のボタンをとめ、名札をつけているか？
　※感染防止衣、救急服は綺麗か？（汚れていないか？）
　※頭髪は清潔感があるか？
　※ヒゲは手入れされているか？（不快感がないか？）
　※不快な口臭・体臭がないか？（過剰に整髪料やオーデコロンを使っていないか？）
　※爪はきちんと切ってあるか？
　※過剰に化粧をしていないか？

ケーススタディ２

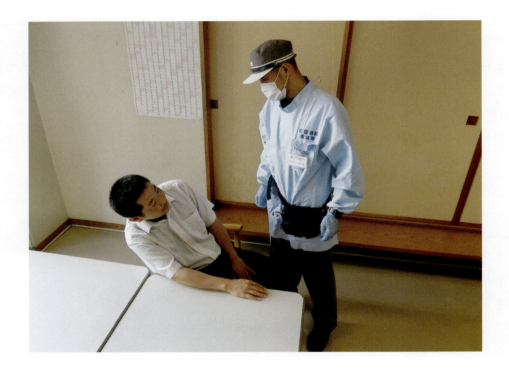

傷病者の接し方について気のついたことを書きなさい。

> Point !
> ※目線と目配り。
> ※上から見下ろした場合は威圧感を感じやすい。

　傷病者を上から見下ろすと傷病者は威圧的に感じるため、傷病者との目線はなるべく同じにする。また、傷病者と同様、家族や関係者も症状や観察、処置の説明など、気になっているので、時折り家族や関係者に目線を配る。

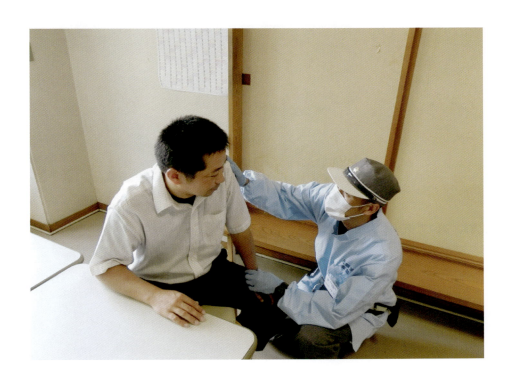

ケーススタディ３

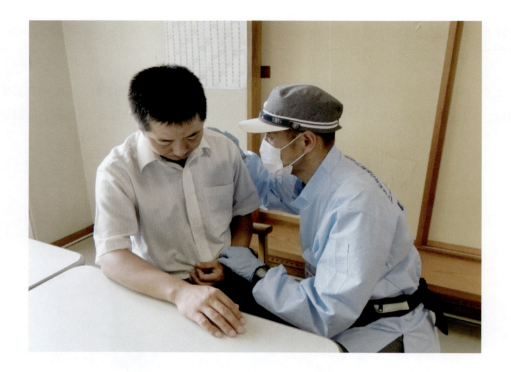

傷病者の接し方について気のついたことを書きなさい。

Point！　対人距離

※傷病者と適切な距離感を保つ、近づきすぎると威圧感が感じられ、離れすぎると聴取やコミュニケーションが取りづらいはずである。傷病者に安心感が保てる適当な距離をとる。

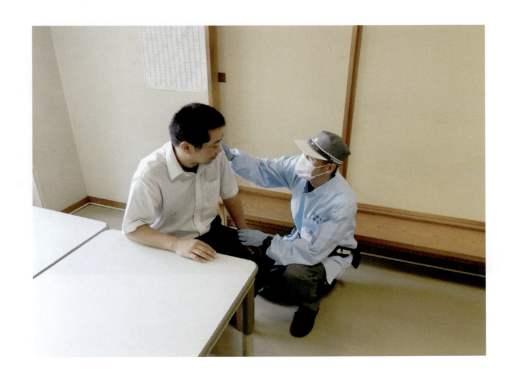

ケーススタディ4

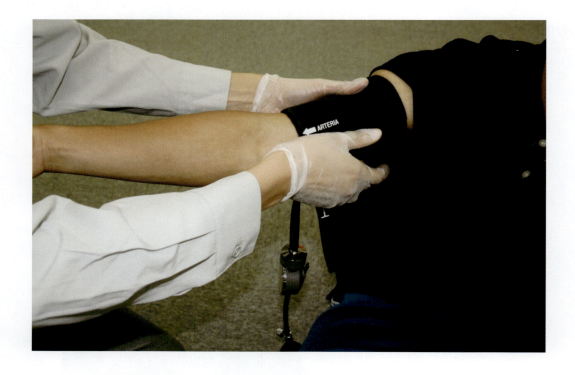

「今から血圧測定しますので、腕にマンシェットを巻きます。」

傷病者の接し方について気のついたことを書きなさい。

```
┌─────────────────────────────────────────┐
│                                         │
│                                         │
│                                         │
│                                         │
│                                         │
└─────────────────────────────────────────┘
```

Point！
※問診や観察、処置を行うときは、専門用語を用いず傷病者にわかりやすい言葉を使用する。

例）「今から血圧測定しますので腕が少し締まります。」
　　「普段の血圧はどれくらいですか？」

ケーススタディ５

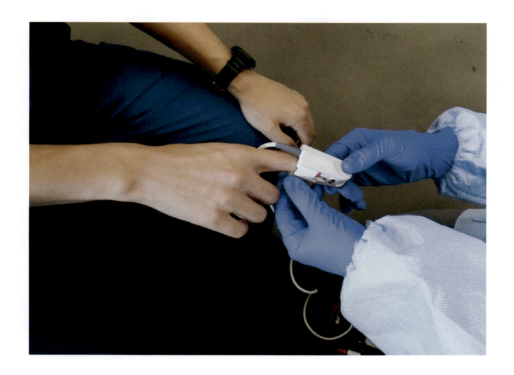

「今から血中酸素飽和度の測定をします。」

傷病者の接し方について気のついたことを書きなさい。

Point !
※問診や観察、処置を行うときは、専門用語を用いず傷病者にわかりやすい言葉を使用する。

例）「今から血液中の酸素濃度を調べますので、指先に器具を挟みます。」

ケーススタディ6

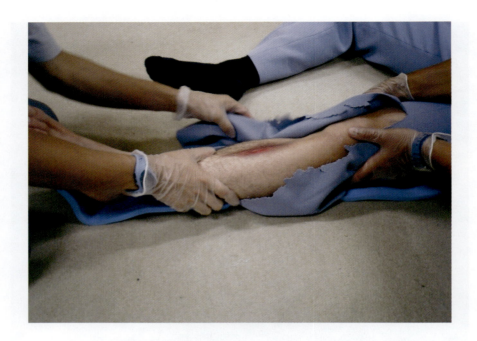

　38歳男性。会社で作業中はしごから転落し、動けなくなったため、同僚が救急要請した。

　救急隊到着時所見：意識清明、呼吸32/分、脈拍108/分、血圧130mmHg触診。左下腿部に疼痛を訴えている。ズボンを裁断したところ腫脹を認めた。

　救急隊：「左下腿部が骨折していますので、受傷部をシーネで固定します。」
　傷病者：「痛いです。」
　救急隊：「固定が終わるまで我慢してください。」
　同　僚：「早く運んでください。」
　救急隊：「今、固定処置を行っています。少し離れていてください。」

この症例の対応で気のついたことを書きなさい。

Point !

※四肢に明らかな変形等が認められても、救急隊は確定診断(診断名)をすることはできない。状況や行う処置をわかりやすい言葉で説明する。

※また、傷病者を心配する関係者に対しても、状況や行う処置について適切に説明する。

例) 救急隊：「左足に腫れがあり、骨折している可能性がありますので、病院まで痛みが強くならないように固定します。処置中に痛いかもしれませんが、痛かったら言ってください。」

傷病者：「痛いです。」

救急隊：「もう少しで固定が終わります。少し我慢してください。」

同　僚：「早く運んでください。」

救急隊：「病院まで運ぶ間、症状が悪くならないように、足を固定しています。ご心配でしょうが少しお待ちください。」

ケーススタディ7

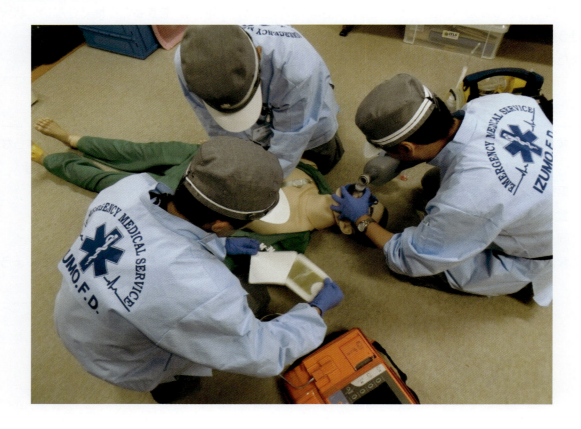

63歳男性。胸痛を訴えた後、急に倒れ妻が救急要請した。
救急隊到着時所見：心肺機能停止。ただちに CPR を行った。

救急隊：「だんなさんは、今心肺停止状態です。CPR を行います。」
　妻　：「さっきまで胸が痛いと言っていましたが・・・」
救急隊：「心室細動です。除細動を行いますので離れてください。」
　妻　：「・・・・・」

この症例の対応で気のついたことを書きなさい。

Point！

※専門用語を使わない。
※関係者にも声をかけ、安心させる。

例）救急隊：「○○さんは、呼吸がなく心臓も動いていません。人工呼吸と胸骨圧迫を行います。」
　　妻　　：「さっきまで胸が痛いと言っていましたが・・・」
　　救急隊：「電気ショックが必要ですので、電気ショックを行います。危ないので離れてください。」
　　妻　　：「・・・・・」
　　救急隊：「ご心配でしょうが、救命に必要な処置を行い病院に向かいます。」

ケーススタディ8

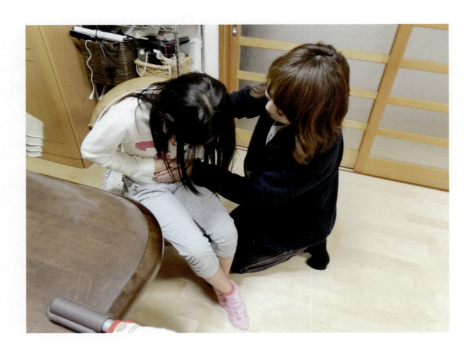

8歳の女児。腹痛を訴えたため、母親が救急要請した。

救急隊到着時観察所見：意識 JCS-1、呼吸32/分、脈拍、血圧、SPO_2を測定しようとしたが、女児が泣き始めた。

この女児に対して引き続き観察を行いなさい。

主　　訴	腹痛
現 病 歴	数時間前から腹痛を訴え、下痢が続いている
服 用 薬	なし
アレルギー	なし

Point !

※救急帽やヘルメット、感染防止衣を身にまとった救急隊が突然訪れれば、子どもは不安に陥るものである。小児傷病者への対応では、救急帽やヘルメットを脱ぎ、目線を子どもに合わせて、子ども言葉で対応する。

※また、母親を介して子どもから情報を得る、母親から直接聴取するなどの対応も考慮する。

例）本人に聞く場合

「〇〇ちゃん、お腹がまだ痛いかな？」

「救急のおじちゃんが、お腹を触っていいかな？」

母親に聞く、または観察を手伝ってもらう場合

「〇〇ちゃんはお腹の痛みのほかになにか変わったことはありませんでしたか？」

「お母さん、〇〇ちゃんの血液の酸素濃度を調べたいので、〇〇ちゃんの指先にこの器具を（SPO_2のプローブ）を付けてもいいですか？（付けてもらってもいいですか？）」

ケーススタディ9

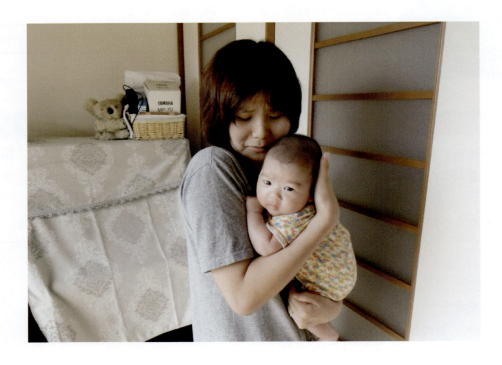

6か月の女児。痙攣したため母親が救急要請した。

救急隊現場到着時所見：痙攣は治まり、開眼している。痙攣に母親が驚き、パニック状態となっており、「早く病院に連れて行って。子どもが死んでしまう。」と泣き叫んでいる。

この事案に対して救急現場活動を行いなさい。

> *Point !*
>
> ※子どもの突然の痙攣などでは、母親が子どもの容態を案ずるあまり、パニック状態となっていることは珍しくはない。傷病者の観察や処置を行うと同時に母親を落ち着かせることも重要となる。心肺停止であれば早急に心肺蘇生を開始しなければならないが、痙攣が治まっていれば、母親を落ち着かせ観察や処置を行う。

例)「お母さん、今は痙攣が治まっていますから、少し落ち着きましょう。」
　「どれくらい痙攣が続きましたか?」
　「こんな痙攣でしたか?」(救急隊員が痙攣の様式を模擬して示す)
　「○○ちゃんの血液の酸素濃度を調べたいので、○○ちゃんの指先にこの器具を(SPO_2のプローブ)を付けてもらっていいですか?」
　「病院に行くまでの間、酸素を吸わせたいので、これを○○ちゃんの口元に当ててください。」
　(酸素マスクを母親に持たせ傷病者の口元に当てさせる)
　「お母さん、そのまま○○ちゃんを抱えて救急車に乗ってください。」
　「足元に気をつけてくださいね。」

ケーススタディ10

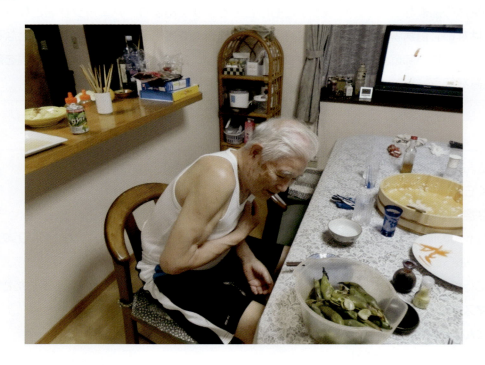

78歳男性。食事中に胸痛を訴え、家族が救急要請した。

現場到着時救急隊観察所見：意識清明、呼吸32／分、脈拍88／分・不整、血圧106mmHg触診、SPO₂92％、冷汗を認める。

「救急隊の○○です。お名前は？」
「どこが痛いですか？」
「いつごろから痛みますか？」
「痛みの程度はどのくらいですか？」
「今までかかった病気やけがはありますか？」
「今飲んでいるお薬はありますか？」

この症例の対応で気のついたことを書きなさい。

主　　　訴	胸痛
現 病 歴	30分前から急に胸が締め付けられるように痛くなった 今まで経験したことのないような痛み 高血圧
服 用 薬	高脂血症、降圧薬
アレルギー	なし

Point !

※激しい胸痛や呼吸困難で会話が困難な傷病者に対して自由的質問を行うと、苦しい状況で傷病者本人にとって返答するのは困難なため、直接的質問を行うとよい。また家族などの関係者から聴取してもよい。

※状態が悪い場合は、バイタルサインの観察を行い、早期に搬送に移ることも重要である。

※また、高齢傷病者のため、ゆっくりとていねいな言葉づかいで相手の立場に立った対応が必要となる。

例）「痛みは30分以上続いていますか？」
　　「ご家族の方、○○さんが飲まれているお薬を病院に持って行ってください。」
　　「これは酸素です。ゆっくりと呼吸をしてください。」
　　「今から病院に向かいます。」

ケーススタディ11

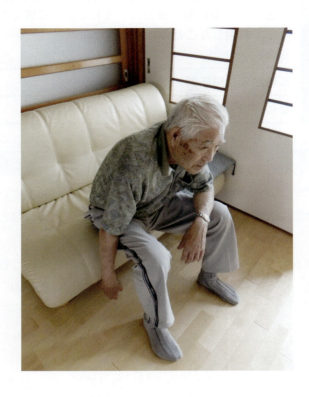

82歳男性。急に右手がしびれ、会話が困難となったため家族が救急要請した。
現場到着時救急隊観察所見：意識JCS-3、呼吸24/分、脈拍114/分・不整、血圧136/82mmHg触診、SPO_2 96％、右に麻痺を認める。

この傷病者に対して問診を行いなさい。

主　　訴	右手のしびれ
現　病　歴	居間でくつろいでいたら、右手にしびれを感じ会話困難となった 高血圧、不整脈
服　用　薬	抗血液凝固薬、降圧薬
アレルギー	なし

Point !

※麻痺を認める傷病者は発語障害や構語障害を伴うことが多い。この場合、直接的質問で本人にうなずかせるか健側の手を握り、回答させる方法を用いるとよい。また、家族などの関係者から聴取してもよい。

※状態が悪い場合は、バイタルサインの観察を行い、早期に搬送に移ることも重要である。

※また、高齢傷病者のため、ゆっくりとていねいな言葉づかいで相手の立場に立った対応が必要となる。

例）「呼吸は苦しくないですか？」
　　「苦しかったら、うなずいてください（手を握ってください）。」
　　「今から病院に向かいますから。」

ケーススタディ12

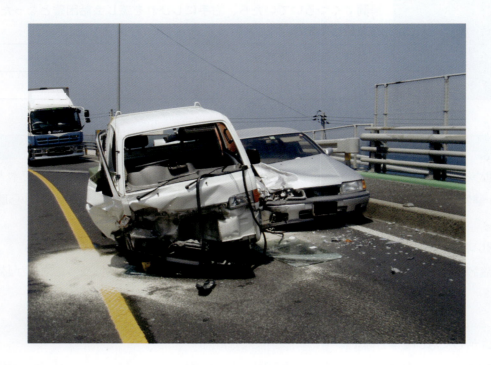

傷病者57歳男性。軽トラックの運転手。

救急隊到着時所見：意識 JCS-1、呼吸促迫、脈拍120／分、橈骨動脈の触知弱。

顔面挫創と右胸部の圧痛と動揺、右呼吸音の減弱、冷汗を認める。

救急隊処置：全脊柱固定、高濃度酸素投与。

この傷病者の収容依頼ついて病院へ連絡しなさい。

Point !

※ロードアンドゴー症例の連絡。

※第1報はMISTで簡潔に連絡する。

例）○○救急隊、救急救命士△△です。

病院収容依頼です。

58歳男性。

軽トラックと普通乗用車の正面衝突事故。高エネルギー事故です。

ロードアンドゴーです。

傷病者は軽トラックの運転手。

意識1桁（JCS-1）。

呼吸速く、脈拍橈骨動脈で弱く120回、冷汗が認められ、ショック状態です。

顔面挫創と右胸部の動揺があり呼吸音が減弱しています。

全脊柱固定し酸素投与を実施中。

○○分で到着します。

ケーススタディ13

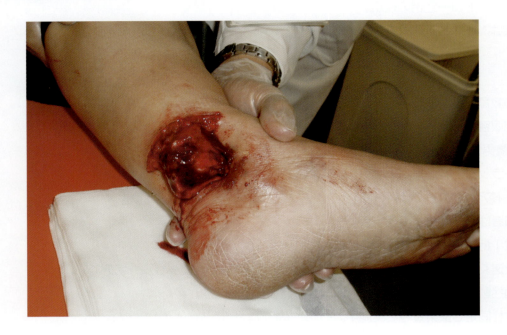

傷病者62歳女性。ウオーキング中に側溝の隙間に右足が落ち受傷した。

救急隊到着時所見：意識清明、呼吸24/分、脈拍80/分、血圧112/86mmHg。

救急隊処置：創部の被覆とシーネ固定。

この傷病者の収容依頼ついて病院へ連絡しなさい。

Point !

※非ロードアンドゴー症例の連絡。

※第1報はMISTで簡潔に連絡する。

例) ○○救急隊、救急救命士△△です。

　　病院収容依頼です。

　　62歳女性。

　　ウオーキング中に側溝の隙間に落ちたものです。

　　意識清明、呼吸24/分、脈拍80/分、血圧112/86mmHg。

　　右足関節外側に開放創あり、開放性骨折の疑いがあります。

　　創部をガーゼで被覆し、シーネ固定を行いました。

　　○○分で到着します。

ケーススタディ14

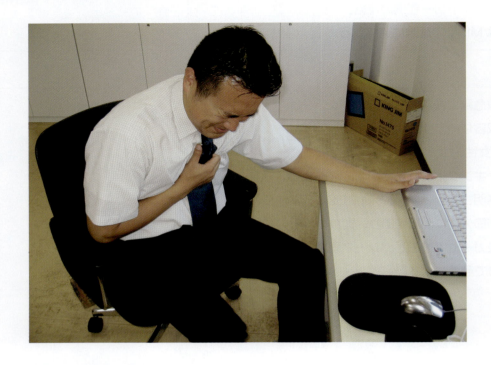

45歳男性。仕事中に胸痛を訴え救急要請した。

救急隊到着時所見：意識清明、呼吸32/分、脈拍80/分、血圧82mmHg触診、SPO_2 92％、冷汗を認める。

1時間前から胸部に違和感があり、30分前から痛みが増強した。ここ数年健康診断で高脂血症を指摘されている。服用薬はとくにない。

［心電図所見］

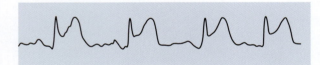

この傷病者の収容依頼ついて病院へ連絡しなさい。

Point !

※ SAMPLEに基づく傷病者情報の要点を簡潔に連絡する。

例) ○○救急隊、救急救命士△△です。
病院収容依頼です。
45歳男性。
仕事中に胸痛を訴えたものです。
30分以上の持続痛です。
意識清明、呼吸32/分、脈拍80/分、血圧82mmHg触診、SpO_2 92%、冷汗があり、心電図でSTの上昇が認められます。
酸素投与を実施し搬送します。
○○分で到着します。

ケーススタディ15

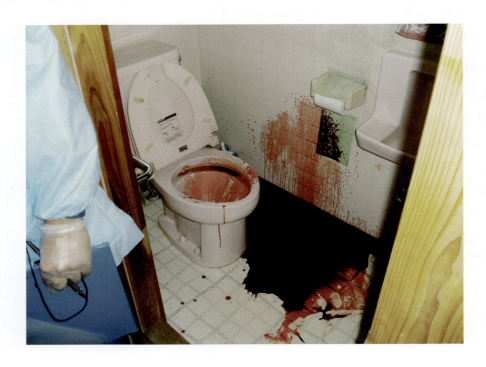

55歳男性。自宅で吐血したため家族が救急要請した。

救急隊到着時所見：意識JCS-3、呼吸32/分、脈拍120/分、血圧72mmHg触診、SPO_2 92％、黄疸を認める。

大酒飲みで、毎晩酒を飲んでいる。数年前健康診断で肝硬変を指摘されている。服用薬は不明である。

この傷病者の収容依頼ついて病院へ連絡しなさい。

> **Point !**
> ※ SAMPLEに基づく傷病者情報の要点を簡潔に連絡する。

例) ○○救急隊、救急救命士△△です。
　　病院収容依頼です。
　　55歳男性。
　　自宅で吐血したものです。黄疸が認められ、吐血の色は鮮紅色です。
　　意識JCS-3、呼吸32/分、脈拍120/分、血圧72mmHg触診、SPO_2 92％、ショック症状です。
　　酸素投与を実施し搬送します。
　　○○分で到着します。

ケーススタディ16

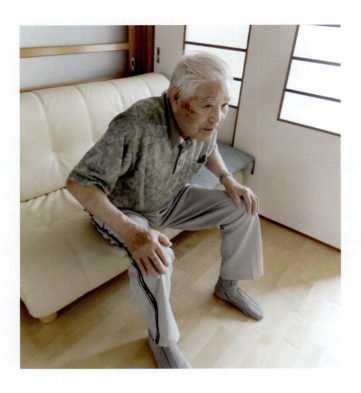

　75歳男性。自宅で呼吸困難を訴えたため家族が救急要請した。
　救急隊到着時所見：意識 JCS-3（会話困難）、呼吸32/分、脈拍120/分、血圧110mmHg触診、SPO$_2$ 86%、喘鳴と口唇にチアノーゼを認める。
　家族から、2、3日前から熱があり、咳が出ており、1時間前から呼吸が苦しくなり、気管支拡張薬を吸入したが、改善しないことを聴取した。

この傷病者の収容依頼ついて病院へ連絡しなさい。

> *Point!*
> ※ SAMPLEに基づく傷病者情報の要点を簡潔に連絡する。

例）○○救急隊、救急救命士△△です。
　　病院収容依頼です。
　　75歳男性。
　　呼吸困難、喘鳴と口唇にチアノーゼを認めます。
　　意識JCS-3、会話困難、呼吸32/分、脈拍120/分、血圧110mmHg触診、SPO$_2$ 86%、酸素投与を実施しています。
　　○○分で到着します。

ケーススタディ17

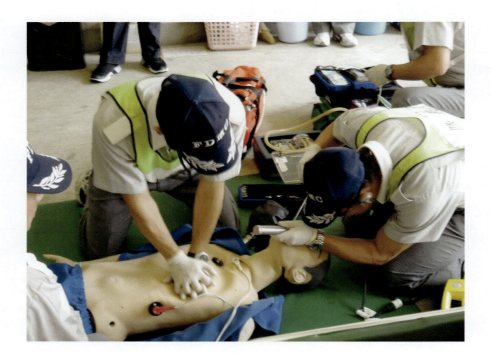

73歳男性。食事中に食物を詰まらせ倒れたため家族が救急要請した。

救急隊到着時所見：心肺停止。

［心電図所見］

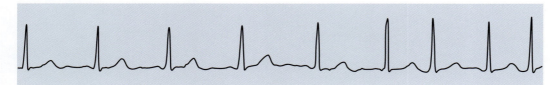

救急隊処置：喉頭鏡・マギル鉗子による異物除去、心肺蘇生。

この傷病者への特定行為について医師へ連絡しなさい。

Point！

※特定行為の指示要請の内容について要点を簡潔に連絡する。

※連絡の初めに特定行為の指示要請であることを告げる。

例）○○救急隊、救急救命士△△です。

　　特定行為の指示要請です。（気管挿管、薬剤投与の指示要請です。）

　　73歳男性。食事中に窒息しCPA、心電図波形はPEAです。

　　（異物除去後、CPR実施中。）

　　気管挿管と薬剤投与を実施してよろしいでしょうか？

ケーススタディ 18

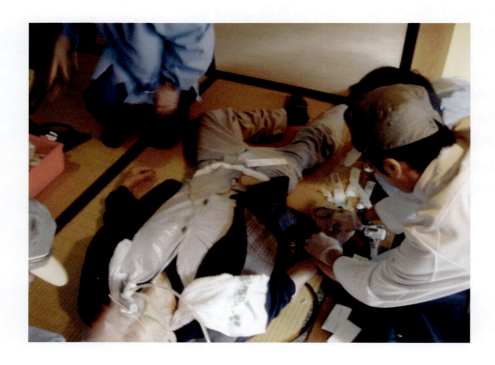

　68歳男性。自宅居間で倒れていたのを家族が発見し救急要請した。
　救急隊到着時所見：意識 JCS-200、呼吸 20/分、脈拍 60/分不整、血圧 68mmHg 触診、体温 39.6℃、皮膚の乾燥が認められる。

［心電図所見］

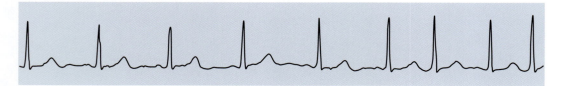

この傷病者への特定行為ついて医師へ連絡しなさい。

Point！

※特定行為の指示要請の内容について要点を簡潔に連絡する。

※連絡の初めに特定行為の指示要請であることを告げる。

例）○○救急隊、救急救命士△△です。

　　特定行為の指示要請です。（静脈路確保、輸液の指示要請です。）

　　自宅居間で倒れていたのを家族が発見し救急要請したものです。

　　意識JCS-200、呼吸20/分、脈拍60/分不整、血圧68mmHg触診、体温39.6℃、皮膚の乾燥が認められます。熱中症によるショックを疑います。

　　静脈路確保と輸液を実施してよろしいでしょうか？

　　輸液量を指示願います。

著者略歴

1963年　島根県生まれ
1985年　出雲市外4町広域消防組合消防本部（現出雲市消防本部）採用
1993年　救急救命士資格取得
2005年　島根県消防学校教官
2006年　国士舘大学体育学部スポーツ医科学科講師
2009年　京都橘大学現代ビジネス学部現代マネジメント学科救急救命コース准教授
2013年より現職　博士（学術）

日本臨床救急医学会評議員
日本集団災害医学会評議員
救急救命士試験委員　など

| JCOPY | 〈(社)出版者著作権管理機構 委託出版物〉 |

本書の無断複写は著作権法上での例外を除き禁じられています。
複写される場合は，そのつど事前に，下記の許諾を得てください。
(社)出版者著作権管理機構
TEL. 03-5244-5088　FAX. 03-5244-5089　e-mail：info@jcopy.or.jp

救急現場活動シリーズ・3
コミュニケーションと問診

定価(本体価格2,000円+税)

2015年2月10日	第1版第1刷発行
2021年9月10日	第1版第2刷発行
2022年12月26日	第1版第3刷発行
2024年12月27日	第1版第4刷発行

著　者　安田　康晴
発行者　長谷川　潤
発行所　株式会社 へるす出版
　　　　〒164-0001　東京都中野区中野2-2-3
　　　　電話　(03) 3384-8035(販売)　(03) 3384-8155(編集)
　　　　振替　00180-7-175971
印刷所　広研印刷株式会社

©2015 Printed in Japan　　　　　　　　　　　　　　　〈検印省略〉
乱丁，落丁の際はお取り替えいたします。
ISBN978-4-89269-844-6